2024 Ricardo Mena Aplicano. Todos los derechos reservados.

Ninguna parte de esta publicación puede ser reproducida, distribuida o transmitida de ninguna forma ni por ningún medio, electrónico o mecánico, incluyendo fotocopiado, grabación o cualquier otro sistema de almacenamiento y recuperación de información, sin el permiso previo por escrito del autor. Breves citas para reseñas críticas están permitidas por la ley de derechos de autor.

Primera edición 2024.

Contenido

Primer Encuentro con la Diabetes 5
- **Experiencia Inicial con Pacientes Diabético:** 6
- Reflexiones sobre el Impacto de la Diabetes en la Vida de los Pacientes: 7

El Diagnóstico Inesperado 8
- Comparación entre la Teoría Médica y la Experiencia Personal 11

Un Nuevo Camino: Médico y Paciente 14
- **La visión como paciente cambió mi práctica médica** 15
- **Anécdotas de cómo ser paciente influyó en mi práctica médica** 17

Los Retos Diarios; descripción de los Desafíos Diarios que Enfrento como Diabético 18
- Desafíos Mentales 19
- Relación de estos Desafíos con los de mis Pacientes 23
- Herramientas y Estrategias que He Aprendido 24

La Ciencia y la Vida Real 27
- El manejo práctico de la diabetes 29

Medicina Alternativa y/o complementaria: 33
- Introducción Conceptual y Metodológica 35
- Intervenciones de Medicina Alternativa y/o Complementaria con Respaldo Científico 36

El Poder del Apoyo 41
- Importancia de la familia, amigos, y la comunidad en el manejo de la diabetes 41

Importancia del Equipo Familiar 42

Comprensión y Tolerancia de la Variabilidad de Carácter 43

Historias inspiradoras de apoyo mutuo entre médico y paciente. 44

Reflexiones y Consejos Finales 46

Consejos para otros médicos 47

Mis consejos para personas que viven con diabetes 48

Reflexiones Finales 49

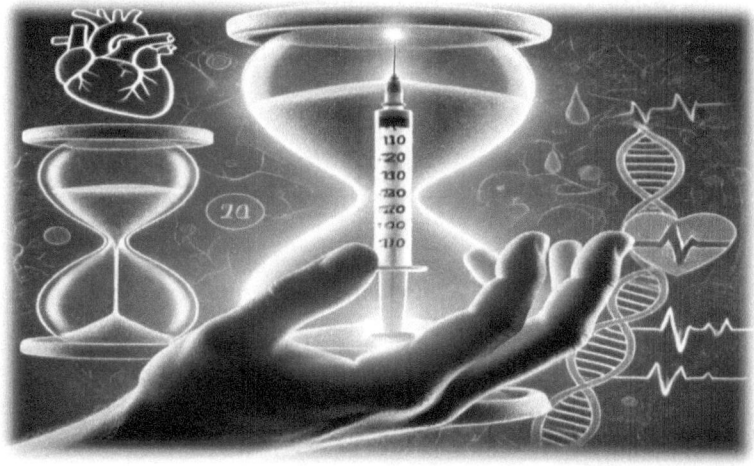

Imagen generada por IA (ChatGPT, OpenAI). Fecha de creación: 17 de septiembre de 2024. Generado con la herramienta DALL·E.

Prólogo

La diabetes mellitus es una enfermedad que, con el paso de los años, ha adquirido dimensiones epidémicas a nivel mundial. Lo que comenzó como un conocimiento teórico durante mi formación en la Facultad de Medicina en los años 70, hoy se ha transformado en una experiencia vivencial tanto en mi rol de médico como de paciente diabético. Este libro, titulado "Viviendo con Diabetes, como médico y paciente", busca ser una guía práctica y accesible como una mezcla entre el saber y el ser, para que los se enfrentan y viven esta enfermedad, ya sea como pacientes o como profesionales de la salud enriquezcan su conocimiento, manejo y control de la misma.

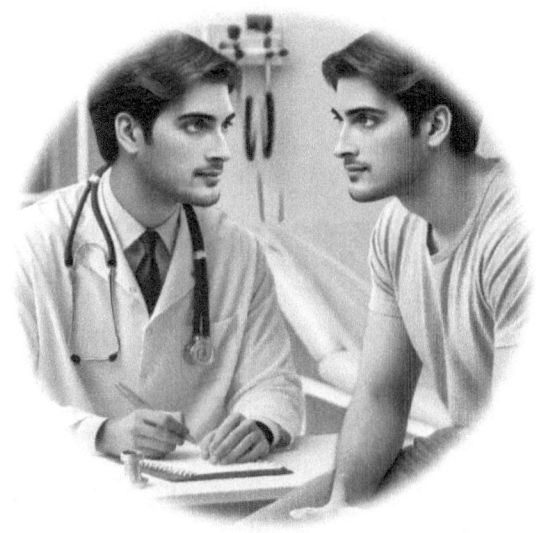

Imagen generada por IA (ChatGPT, OpenAI). Fecha de creación: 17 de septiembre de 2024. Generado con la herramienta DALL·E.

1. **Propósito del Libro**

Este libro está destinado a una audiencia que no necesariamente posee una formación académica o médica en temas de salud y enfermedad. Mi objetivo es abordar la diabetes desde una perspectiva que, aunque se fundamenta en la ciencia, utiliza un lenguaje claro, sencillo, y en algunos momentos coloquial, para garantizar que cualquier persona pueda comprenderlo. A lo largo de estas páginas, mantendré la base científica de las afirmaciones, respaldadas por estudios de investigación actualizados, sin sacrificar la accesibilidad del contenido.

Vivimos en una era donde la diabetes se ha convertido en una verdadera pandemia. El estilo de vida moderno, caracterizado por una dieta desequilibrada, el sedentarismo, el estrés y el sobrepeso, ha creado un caldo de cultivo propicio para la expansión de esta enfermedad, que no respeta cultura, educación, clase social, creencia religiosa o afiliación política. Este contexto global de la diabetes refuerza la necesidad de una mayor concienciación y educación sobre la enfermedad, y este libro pretende contribuir a esa causa.

A lo largo de mis 38 años de experiencia como médico, cirujano, y especialista en salud pública y epidemiología, he aprendido que la salud y la enfermedad no se limitan a la ciencia médica. Incluyen factores culturales, espirituales, y mentales que influyen en el bienestar general de las personas. Esta comprensión holística de la salud ha sido fundamental tanto en mi práctica médica como en mi propio manejo de la diabetes. Mi experiencia en puestos importantes en el Ministerio de Salud Pública de mi país y mi trabajo actual en la atención clínica y en investigaciones de desarrollo humano sostenible han enriquecido mi perspectiva sobre el tratamiento y manejo de la diabetes.

Este libro está dirigido a personas que tienen algún familiar con diabetes o que padecen de diabetes y han tenido dificultades para conocer, interpretar y controlar adecuadamente su enfermedad. También está destinado a personal de salud que trata a estos pacientes, para ayudarles a comprender mejor la experiencia humana diaria de vivir con diabetes, un aspecto que solo puede apreciarse plenamente desde ambos lados del escritorio del consultorio: como médico y como paciente.

Quiero expresar mi agradecimiento a mis maestros en medicina, quienes me proporcionaron los conocimientos básicos que, con el tiempo, he transformado en una práctica más empática y humana. A mis pacientes, quienes me han enseñado tanto sobre la realidad de vivir con diabetes y me han permitido acompañarlos en su camino hacia una mejor salud. Y, por supuesto, a mi familia, que ha tolerado los "inconvenientes" que conlleva convivir con una persona que libra una batalla diaria para controlar su diabetes.

A lo largo de las siguientes paginas comenzaré con mi primer encuentro con la diabetes, tanto desde el conocimiento médico como desde mi experiencia inicial con pacientes. Luego, se explora el diagnóstico y manejo de la enfermedad, ofreciendo consejos prácticos y reflexiones basadas en mi experiencia personal. Los capítulos siguientes abordan los desafíos diarios que enfrentan los pacientes diabéticos, desde la dieta y el ejercicio hasta el manejo del estrés y las complicaciones potenciales. Finalmente, compartiré estrategias para vivir una vida plena y saludable a pesar de la diabetes, integrando mis conocimientos médicos con las lecciones aprendidas como paciente.

2. Objetivos del Libro

"Viviendo con Diabetes: Como Médico y Como Paciente" es más que un relato autobiográfico; es un puente entre la teoría y la práctica, entre el consultorio y el hogar, entre el profesional de la salud y la persona que lucha cotidianamente con los desafíos de esta condición.

Este libro tiene como objetivos principales:

1. Compartir Conocimiento Médico Accesible: Proporcionar información clara y comprensible sobre la diabetes, sus causas, tratamientos y avances médicos, basada en años de experiencia y estudio, pero presentada de manera que cualquier lector pueda entender y aplicar en su vida diaria.

2. Relatar Experiencias Personales y Profesionales: Narrar historias y anécdotas que reflejen los desafíos, aprendizajes y momentos de transformación que he vivido tanto al tratar a pacientes con diabetes como al manejar mi propia salud. Estas historias buscan humanizar la enfermedad y mostrar las múltiples facetas que implica vivir con diabetes.

3. Ofrecer una Perspectiva Dual y Reflexiva: Contrastar y verificar el conocimiento médico con la experiencia real de vivir con diabetes, explorando cómo las teorías y prácticas médicas se aplican en la realidad cotidiana, y cómo la experiencia personal puede enriquecer y mejorar la práctica clínica.

4. Inspirar y Empoderar a los Lectores: Brindar apoyo y motivación a quienes viven con diabetes, mostrando que es posible llevar una vida plena y activa con el manejo adecuado de

la enfermedad. También busca inspirar a otros profesionales de la salud a acercarse a sus pacientes con mayor empatía y comprensión.

5. Fomentar la Educación y la Prevención: Destacar la importancia de la educación continua y la prevención en el manejo de la diabetes, ofreciendo consejos prácticos y estrategias efectivas para controlar la enfermedad y mejorar la calidad de vida.

Al combinar mi formación y experiencia como médico con mi vivencia personal como paciente, espero ofrecer una visión completa y enriquecedora que pueda servir de guía y apoyo tanto para personas que viven con diabetes como para sus familiares, amigos y profesionales de la salud.

Este libro es una invitación a comprender la diabetes desde una óptica humana y compasiva, reconociendo los desafíos que implica, pero también las oportunidades de crecimiento y aprendizaje que ofrece. Es un testimonio de resiliencia y dedicación, y un recurso para todos aquellos que buscan entender y manejar mejor esta condición.

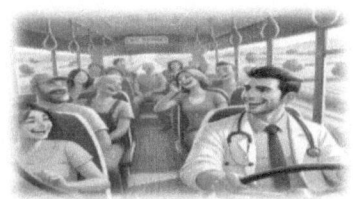

Te invito a acompañarme en este viaje de exploración, aprendizaje y reflexión, con la esperanza de que, al final de estas páginas, encuentres información valiosa, inspiración y una nueva perspectiva sobre lo que significa vivir con diabetes.

Imagen generada por IA (ChatGPT, OpenAI). Fecha de creación: 17 de septiembre de 2024. Generado con la herramienta DALL·E.

Primer Encuentro con la Diabetes

Cuando comencé mis estudios de medicina en los años 70, la diabetes aún no tenía el peso y la urgencia de una pandemia global que tiene hoy. Durante mi segundo año de carrera, en el curso de Bioquímica y Fisiología, aprendí sobre el páncreas, un órgano crucial para el control del azúcar en la sangre. Este órgano, que pesa entre 85 y 100 gramos y mide entre 12 y 15 centímetros de largo, tiene funciones vitales relacionadas con la producción de insulina.

La insulina es una hormona esencial que facilita el ingreso de glucosa en las células del cuerpo, permitiendo que la glucosa sea utilizada como fuente de energía o almacenada según las necesidades. Un nivel normal de azúcar en sangre no debe superar los 110 mg/dl, ya que valores más altos pueden provocar problemas a mediano y largo plazo. La correcta función de la insulina es crucial para mantener estos niveles dentro de un rango saludable.

Al principio, mi comprensión de la diabetes se basaba en conceptos bioquímicos y fisiológicos. La diabetes se manifestaba cuando la insulina no cumplía su propósito, lo que lleva a la hiperglucemia, un término médico que indica niveles elevados de azúcar en sangre. En aquellos tiempos, era raro encontrar pacientes con diabetes; el tema era menos prominente en los libros de texto y en nuestra formación práctica debido a la baja prevalencia.

Mi enfoque diagnóstico inicial se centraba en los síntomas clásicos de la diabetes: poliuria (orina frecuente), polidipsia (sed excesiva) y polifagia (hambre intensa). Estos signos eran útiles, pero pronto me di cuenta de que la realidad de los pacientes no siempre coincidía con las descripciones en los libros. La variabilidad de los síntomas y su presentación en cada individuo desafiaban la idea de que la enfermedad era simple de diagnosticar y tratar con medicamentos orales, insulina en casos extremos y cambios dietéticos. La escases o falta de presentación de síntomas tempranos en muchos de los casos hacia más compleja la detección de la diabetes lo cual pronto se hizo evidente.

Experiencia Inicial con Pacientes Diabético:

Mis primeros años como médico me llevaron a enfrentar un número creciente de pacientes con diabetes, algo que no era tan frecuente durante mis estudios. En la práctica clínica, el diagnóstico y tratamiento de la diabetes se volvieron cada vez más comunes. Inicialmente, abordé la enfermedad con la perspectiva de los textos médicos, enfocándome en los tratamientos convencionales y observando los resultados en mis pacientes. Sin embargo, a medida que la experiencia se acumulaba, comenzaron a surgir preguntas y desafíos que no se resolvían con la simple aplicación de medicamentos y recomendaciones dietéticas. En esta etapa de mi ejercicio profesional, los resultados en los pacientes no eran muy buenos, sus valores de azúcar no bajaban lo suficiente, me cuestionaba si el problema era el medicamento que usaba que no tenía el efecto eficiente, sería la dosis, la frecuencia, el tipo de hipoglucemiante oral. Aún no había comprendido que la sociedad o equipo que el médico debe hacer con su paciente es crucial para asegurar un apego al tratamiento idóneo, no veía importante el cerciorarme de que el paciente era empoderado muy bien de la importancia no solo de tomar su pastilla, sino de trabajar en los otros pilares de la diabetes.

Reflexiones sobre el Impacto de la Diabetes en la Vida de los Pacientes:

Al principio, mi percepción de la diabetes estaba influenciada por una visión limitada que vinculaba la enfermedad con factores como bajos recursos económicos, mala alimentación y falta de conocimientos. Creía que aquellos que padecían diabetes eran principalmente personas con menos acceso a educación y atención médica, lo que reflejaba una visión simplificada y, a menudo, estigmatizante de la enfermedad.

Con el tiempo y la acumulación de experiencias, entendí que la diabetes afecta a personas de todas las condiciones sociales y económicas. La enfermedad no discrimina; puede impactar a individuos con altos niveles educativos, buena nutrición y acceso a atención médica. Esta revelación fue fundamental para desarrollar una comprensión más profunda y empática de la diabetes, reconociendo que la enfermedad no es simplemente un resultado de factores externos o internos, sino una condición compleja que puede tener raíces en la genética, el estilo de vida y otras variables no necesariamente biológica o unicausales.

La diabetes no solo afecta la salud física, sino que también tiene un impacto significativo en la vida emocional y psicológica de los pacientes. Los desafíos diarios de manejar la enfermedad, las restricciones dietéticas y las constantes mediciones de glucosa pueden generar estrés, ansiedad y una sensación de pérdida de control. Esta comprensión más matizada de la diabetes me llevó a abordar la atención de los pacientes con una mayor empatía y a reconocer la necesidad de apoyo integral que va más allá del tratamiento médico convencional.

El Diagnóstico Inesperado

La vida nos acostumbra a pensar que la enfermedad es algo que les sucede a los demás, especialmente cuando uno es médico y se dedica a cuidar la salud de otros. Nunca se me pasó por la mente que podría enfermarme de una condición que, una vez adquirida, tendría que cargar por el resto de mi vida. Las enfermedades crónicas degenerativas, como la diabetes, son algo de lo que escuchamos hablar, pero rara vez nos preparamos para enfrentarlas personalmente.

Mi historia con la diabetes comenzó mucho antes de mi diagnóstico, cuando conocí a un hermano de parte de padre, ya mayor, a quien solo vi en dos oportunidades. La primera vez fue cuando visitaba a mi padre en casa, y él me lo presentó con un simple "Hijo, él es tu hermano". Lo saludé educadamente, observando a un hombre de unos 40 años, quizás más. Recuerdo que en su conversación mencionó que era diabético, una enfermedad que, para entonces, siendo yo todavía joven y sin estudios médicos, me resultaba extraña y poco comprendida en mi país.

Años más tarde, acompañé nuevamente a mi padre a visitarlo en su casa. Esta vez, la enfermedad lo había diezmado considerablemente. Estaba delgado, con un color de piel apagado y sufría de complicaciones como el pie diabético, una condición devastadora que afecta a muchas personas con diabetes. Fue en ese momento, durante mis estudios de medicina, cuando comencé a comprender la gravedad de la diabetes y cómo puede destruir órganos vitales. Aprendí sobre la retinopatía diabética, los problemas renales, las complicaciones cardiovasculares, y cómo el pie diabético puede llevar a amputaciones. Sin embargo, en ese entonces, nunca pensé que esa historia podría llegar a ser parte de mi propia vida.

La realidad es que la diabetes es una enfermedad insidiosa y desgastante. En sus etapas iniciales, los síntomas son casi inexistentes o imperceptibles. Esto es lo que la hace particularmente peligrosa. Una persona puede vivir años con niveles elevados de azúcar en sangre sin experimentar síntomas significativos, o al menos, sin notar nada que realmente alarme. A menudo, es en el contexto de un chequeo de rutina o una batería de exámenes para otro problema de salud cuando se descubre, casi por casualidad, que los niveles de glucosa en sangre están por encima de lo normal.

Pasaron los años, y en una de mis visitas rutinarias al seguro social por un problema de próstata, me vi confrontado con una realidad inesperada. Como parte del chequeo anual, la doctora me informó, sin preámbulo alguno, que mis niveles de azúcar en la sangre estaban elevados. "Es usted diabético", me dijo de manera directa, casi fría. Esa fue mi primera experiencia como paciente recibiendo un diagnóstico que cambiaría mi vida. En ese momento, me sentí desorientado. No estaba preparado mentalmente para escuchar esas palabras, y mucho menos para procesar lo que significaba.

El problema con la diabetes es que, incluso cuando los síntomas no son evidentes, el daño que causa es constante y progresivo. La glucosa elevada en sangre no se manifiesta con síntomas inmediatos que el paciente pueda detectar fácilmente, pero mientras tanto, los vasos sanguíneos y los nervios están siendo deteriorados de manera silenciosa y continua. Este daño afecta diversos órganos y sistemas del cuerpo: los riñones pueden comenzar a fallar, la retina puede sufrir retinopatía diabética, y el sistema circulatorio puede verse comprometido, lo que incrementa la presión arterial y eleva significativamente el riesgo de un infarto agudo de miocardio o un evento cerebrovascular.

Cuando salí del consultorio, mi mente se resistía a aceptar la realidad. "Esto no es cierto", me repetía a mí mismo. Convencido de que debía haber un error en los resultados del laboratorio, decidí hacerme nuevas pruebas por mi cuenta en otro lugar. Sin embargo, los resultados confirmaron lo inevitable: era diabético.

A medida que el tiempo pasaba, finalmente acepté la realidad de mi situación. Comencé a entender lo que realmente significa vivir con diabetes. Mi vida cambió radicalmente. No es simplemente una cuestión de tomar una, dos, o tres pastillas al día; va mucho más allá de la terapia farmacológica. En retrospectiva, me di cuenta de que los factores de riesgo para desarrollar diabetes estaban presentes y acumulándose en mi vida, sin que yo lo notara: un historial familiar de diabetes, sobrepeso, y estrés crónico, era el caldo de cultivo perfecto para debutar como nuevo diabético pronto. Ahora, con el conocimiento que tengo como médico y paciente, me pregunto si podría haber retrasado la aparición de la enfermedad, o quizás incluso haberla prevenido.

Superada la fase de negación, comprendí que la diabetes no era algo que pudiera resolver simplemente con medicación. Cometí el error de creer que tomar una pastilla diaria podría compensar mi falta de acción en otros aspectos cruciales, como la dieta, el ejercicio, la pérdida de peso, y el manejo del estrés. Hoy sé que la diabetes puede ser prevenida y su aparición retrasada si se toman las medidas adecuadas. Pero en aquel momento, mi ignorancia me llevó a una confrontación con la realidad que cambiaría mi vida para siempre.

Comparación entre la Teoría Médica y la Experiencia Personal

Cuando recibí el diagnóstico de diabetes, ya contaba con 28 años de ejercicio profesional como médico. Este hecho, en teoría, me otorgaba una ventaja considerable, ya que entendía a profundidad la etiología de la enfermedad, sus consecuencias y los retos que presentaba su tratamiento. Conocía bien el proceso por el cual la diabetes deteriora insidiosamente el cuerpo, dañando los vasos sanguíneos, los nervios, los riñones, y afectando la vista y el corazón. Sabía que mantener el azúcar en sangre bajo control era esencial para prevenir complicaciones graves. Sin embargo, enfrentar la realidad de vivir con diabetes fue una experiencia que superó con creces lo aprendido en libros y aulas. Aprendí que para tener éxito en el control de la diabetes no basta con tener conocimientos sino mas bien como aplicar en mi modo de vida lo recomendado por la ciencia para mejorar el control de la misma.

El primer desafío real fue la necesidad de cumplir con la administración diaria de medicamentos. Sabía que este era un aspecto crucial del tratamiento, pero la constancia que requería –tomar una pastilla cada día sin excepción– resultó ser un reto más grande de lo que había anticipado. Como médico, solía aconsejar a mis pacientes sobre la importancia de la adherencia al tratamiento, pero ahora, como paciente, entendí la dificultad de mantener ese compromiso inquebrantable, día tras día, sin excusas. Esta rutina también implicaba una carga económica, pues el costo de los medicamentos y las pruebas regulares no es insignificante, y la presión de cumplir con estas demandas añadió una nueva capa de estrés.

A medida que fui avanzando en mi tratamiento, me di cuenta de algo crucial: tomar la medicación no era suficiente. Mis expectativas de un control fácil y efectivo del azúcar en sangre se encontraron rápidamente con la realidad de que, a pesar de seguir las indicaciones al pie de la letra, los resultados no siempre eran los esperados. Esto me llevó a una revelación importante: la gestión de la diabetes requiere un enfoque integral, lo que he denominado la premisa **"del todo o nada"**.

Esta premisa se basa en la comprensión de que, para controlar eficazmente la diabetes, es necesario aplicar y mantener cuatro pilares fundamentales, no solo uno o dos, sino los cuatro en su totalidad:

1. Medicamentos: Tomar la medicación prescrita es vital, pero es solo una parte del tratamiento.

2. Dieta: Comer adecuadamente es indispensable para evitar picos de azúcar en sangre y mantener los niveles estables.

3. Ejercicio: La actividad física regular ayuda a mejorar la sensibilidad a la insulina y a controlar el peso.

4. Manejo del estrés: El estrés puede elevar los niveles de glucosa, por lo que es esencial aprender a gestionarlo.

Hay que agregar como común denominador de estos 4 pilares **el control**, lo cual significa que en los primeros meses de la enfermedad y después a lo largo de la vida, el paciente diabético debe tener control de glicemia o azúcar con los aparatitos que sirven para este propósito, es la única manera de saber que estamos bien que vamos en la ruta prefijada en cuanto a los niveles de azúcar en sangre, es la mejor manera de comprobar que los 4 pilares funcionan, medir el azúcar en sangre de manera constante, a la misma hora, ya sea en ayunas o bien 2 horas después de la comida principal puede darnos un buen parámetro de éxito en el tratamiento, es muy importante llevar una libreta de apuntes de estos valores que incluya fecha, hora y valor obtenido, esto será de mucha ayuda para que nosotros mismos y nuestro médico se empoderé de la respuesta de nuestro organismo a las medidas de intervención y haga los ajustes necesarios según este récord histórico.

Mas adelante hablaremos de los valores claves que debemos revisar para saber que estamos dentro de los parámetros establecidos por las principales agencias médicas de diabetes.

A lo largo de este proceso, comprendí que estos elementos no son independientes; se interrelacionan y dependen unos de otros. El éxito en el control de la diabetes no se logra aplicando solo una o dos de estas estrategias, sino integrando las cuatro de manera coherente y constante. Esta experiencia, vivida en mi propia piel, me enseñó que la teoría médica es una base importante, pero la experiencia personal es lo que realmente permite comprender el verdadero impacto de la enfermedad y el esfuerzo que se requiere para manejarla de manera efectiva.

Como médico y paciente, he aprendido que la diabetes no es solo una condición que se maneja con pastillas. Es una batalla diaria que requiere compromiso, disciplina, y una comprensión profunda de cómo cada decisión impacta la salud a largo plazo. Esta vivencia me ha permitido no solo ser un mejor médico, sino también un paciente más consciente y empático, capaz de entender y compartir el verdadero peso de vivir con esta enfermedad crónica.

Un Nuevo Camino: Médico y Paciente

Cuando me diagnosticaron diabetes, ya llevaba 28 años como médico. Tenía una ventaja en términos de conocimiento: sabía muy bien de qué se trataba la enfermedad, sus causas, las complicaciones y lo que implica su tratamiento. Sin embargo, lo que no imaginaba era lo difícil que sería poner en práctica, conmigo mismo, lo que tantos años había aconsejado a mis pacientes.

Al principio, cumplir con la toma diaria de medicamentos parecía sencillo, pero pronto me di cuenta del reto que representaba. No era solo la necesidad de tener siempre acceso al medicamento, sino la disciplina de no fallar ni un solo día. Mentalmente, fue un desafío adaptarme a esa nueva realidad de "enfermo crónico", cuando durante tantos años había sido solo el médico que daba instrucciones.

Lo que descubrí con el tiempo es que en el manejo de la diabetes no basta con cumplir parcialmente las indicaciones. No se trata de hacer un par de cosas bien y dejar de lado las demás. Aprendí que el control efectivo requiere un enfoque integral. Hay cuatro pilares fundamentales: la medicación, la dieta, el ejercicio y el control emocional. Estos deben trabajarse en conjunto; no es suficiente concentrarse solo en uno o dos. Es una enfermedad del "todo o nada": si no aplicas todas las herramientas disponibles, no alcanzarás el control adecuado.

La visión como paciente cambió mi práctica médica

Como médico, las instrucciones que damos parecen claras y directas. Asumimos que el paciente las comprende y que las seguirá al pie de la letra. Pero, cuando yo mismo me convertí en paciente, me di cuenta de lo diferente que es estar del otro lado de la mesa. Al recibir atención, pude evaluar la calidad de la misma y compararla con cómo yo trataba a mis propios pacientes.

Primero, noté cómo la carga de trabajo de un médico influye directamente en la calidad de la atención. A más pacientes, menos tiempo y menos profundidad en cada consulta. Un buen médico debería siempre incluir tres elementos fundamentales en cada consulta: la historia clínica, el examen físico y el uso de pruebas diagnósticas complementarias. Sin embargo, observé que esto no siempre ocurre, especialmente en entornos públicos o en el seguro social, donde la atención tiende a ser más rápida y superficial.

Decidí no decirle a mi médico en el seguro social que yo también era médico. Quería ver cómo se manejaba mi caso sin ningún sesgo. Me sorprendió notar que, aunque el tratamiento era adecuado, las consultas se centraban mucho en la computadora y los datos previos, sin profundizar demasiado en mi historia personal ni en cómo me sentía. La consulta era breve, casi mecánica, con poco espacio para elaborar un plan concreto o discutir objetivos claros para controlar mi azúcar y presión arterial.

Cuando finalmente se dieron cuenta de que era médico, todo cambió. Me escuchaban más y me ofrecían interconsultas con especialistas. Sin embargo, me quedó claro que muchos pacientes no reciben ese nivel de atención. Esto me hizo reflexionar sobre la

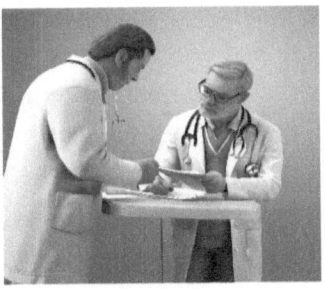

importancia de la entrevista inicial con el paciente. Es fundamental que el paciente sienta confianza en su médico, que vea interés genuino en su caso y en él como persona.

Uno de los aprendizajes más importantes de esta experiencia fue entender que la relación médico-paciente tiene un componente "mágico". Si el paciente cree en su médico, si confía en él, esto tiene un impacto significativo en la efectividad del tratamiento. No basta con recetar el medicamento adecuado; el paciente debe sentirse seguro de que lo que está tomando le ayudará.

Anécdotas de cómo ser paciente influyó en mi práctica médica

Como paciente, me enfrenté a la realidad de tener que seguir un tratamiento, y una de las mayores dificultades fue el olvido. En el ajetreo del día a día, a veces olvidaba tomar mis medicamentos, especialmente cuando comía fuera de casa o tenía prisa. Otras veces, el olvido sucedía incluso estando en casa, entre las carreras de la mañana antes de salir al trabajo. Esos descuidos, aunque parecieran pequeños, tenían un impacto acumulativo en mi salud, con picos de azúcar que podrían estar dañando mis órganos.

¿Qué aprendí de esto? Primero, la importancia de crear una rutina. Tomar el medicamento siempre a la misma hora y en el mismo lugar hasta convertirlo en un hábito automático es crucial. También aprendí a tener un "plan B" para cubrir esos olvidos: tener siempre tabletas de repuesto en mi mochila de trabajo, en el coche, e incluso en la cartera de mi esposa. Estos pequeños ajustes me ayudaron a evitar los "descuidos" y asegurarme de cumplir con el tratamiento, sin importar las circunstancias.

Como médico, esta experiencia me llevó a ser más comprensivo con mis pacientes. Ahora entiendo lo fácil que es para ellos olvidarse de una dosis o no seguir las recomendaciones al pie de la letra. En lugar de solo recetar, ahora hago un esfuerzo consciente por ayudarles a establecer rutinas que funcionen para ellos, adaptadas a su estilo de vida. También insisto más en la importancia de la adherencia al tratamiento, porque sé lo difícil que puede ser en la vida diaria.

Por último, una anécdota que me marcó fue la de una paciente mayor que, a pesar de seguir las recomendaciones al pie de la letra, no lograba controlar sus niveles de azúcar, con el equipo médico de trabajo cambiaban medicamento y esquemas sin resultados positivos mes tras mes, sus resultados no mejoraban, hasta que un día, de repente, todo cambió. Cuando se le preguntó qué había hecho diferente, nos contó que su esposo, que había estado enfermo y la tenía agotada física y emocionalmente, había fallecido. Con su muerte, su vida volvió a la calma, y su salud mejoró. Esto me enseñó que factores emocionales y de estrés, aunque no siempre visibles, pueden tener un impacto tremendo en el manejo de una enfermedad crónica. Como médicos, debemos ver más allá de lo que dice el laboratorio y tratar al paciente de manera integral.

Los Retos Diarios; descripción de los Desafíos Diarios que Enfrento como Diabético

Vivir con diabetes implica enfrentar múltiples desafíos diarios, tanto mentales como físicos. A continuación, describo algunos de los aspectos clave que he experimentado en mi propia vida, y cómo he aprendido a manejarlos. Los divido en dos categorías principales: mentales y físicos.

Desafíos Mentales

La diabetes no solo afecta el cuerpo, sino también la mente, y este es uno de los aspectos más difíciles de gestionar.

1. Estrés y ansiedad: Monitorear constantemente los niveles de glucosa en sangre y gestionar la medicación puede ser abrumador. La única manera confiable de saber cómo voy en cuanto al control de mi azúcar es mediante el monitoreo constante, utilizando el típico pinchón en el dedo y la posterior medición de la glucosa en el aparato. Esto genera ansiedad porque la diabetes es una enfermedad silenciosa. A menudo no hay síntomas tempranos de un mal manejo, y el daño en los órganos puede estar ocurriendo sin que lo sintamos. El riesgo es que cuando los signos y síntomas finalmente aparecen, el deterioro en los órganos puede ser irreversible. Es importante entonces monitorear rutinariamente el valor de azúcar en sangre por medio de una prueba rápida y cada 3 meses al menos un examen de hemoglobina glicosilada que

nos da información de como estuvo los valores de azúcar en sangre durante los últimos 2 meses.

Con el tiempo, he aprendido a reconocer mis propios síntomas de descontrol de la glucosa. Cuando mi azúcar está alta, me siento con mucho sueño y me irrito fácilmente. Esto provoca ansiedad y me afecta tanto en lo laboral como en la vida cotidiana. Al tomar los medicamentos adecuados o emplear algunos remedios naturales comprobados científicamente, siento el alivio. En el otro extremo, cuando mi azúcar baja más allá de los niveles normales, experimento síntomas como bostezos, pesadez en el cuerpo y un temblor fino, que alivio con una bebida azucarada o un carbohidrato de rápida absorción. Esto remarca la montaña rusa del azúcar, subidas y bajadas que se presentarán a pesar de tomar los medicamentos fielmente, no hay una dosis estándar que garantice mantener el azúcar en control continuo, esto dependerá de la presencia ausencia de los cuatro pilares del control que hemos conversado anteriormente.

Es importante resaltar que el control del azúcar en sangre no solo depende de la medicación, sino también de la dieta y otros factores. La clave es el monitoreo constante, algo que también he aprendido con mis pacientes. Muchos de ellos piensan que tomar la medicación es suficiente, olvidando la importancia del seguimiento y ajuste continuo. He visto a algunos no tomar su medicación porque se sienten "bien", sin entender que el control, no la curación, es el objetivo con esta enfermedad. Hay aspectos que se aprenden en este viaje dulce como por ejemplo de que según los valores de azúcar en sangre o comer poco o no comer nada significará que podemos omitir el medicamento, claro esto solo lo dará la experiencia y conocimiento pleno del comportamiento de los niveles de azúcar en nuestro organismo.

2. Depresión: Saber que la diabetes no tiene cura y que requiere un cambio significativo en el estilo de vida puede llevar al estrés la ansiedad y la depresión. Es fácil desanimarse cuando uno enfrenta la necesidad de cambiar su dieta, hacer ejercicio, controlar el estrés y mantenerse disciplinado. Sin embargo, la clave es empoderarse con el conocimiento sobre la enfermedad y aprender a manejarla, aunque esto puede ser agotador si no se logra la disciplina necesaria.

3. Fatiga mental: La planificación constante de comidas, ejercicio y medicación, sumada a las demandas laborales, genera una carga mental significativa. Mantener una dieta balanceada, el uso de vitaminas, y suplementos como la megadosis de vitamina C o el suero de Myers, ayuda a combatir la fatiga.

4. Miedo a las complicaciones: La preocupación por las posibles complicaciones a largo plazo es algo que siempre está presente. Como médico, sé muy bien lo que puede ocurrir si no se controla la diabetes: daño a los órganos, problemas de circulación, insuficiencia renal, retinopatía diabética, neuropatías entre otros. Conocer estos riesgos añade una capa adicional de ansiedad y miedo.

5. Aislamiento social: Las limitaciones dietéticas y la necesidad de controlar constantemente la diabetes a veces me llevan a evitar situaciones sociales. Las reuniones donde la comida o las bebidas no son aptas para un diabético son comunes, y manejar estas situaciones puede ser incómodo. Además, un buen control implica acostarse temprano, evitar desvelarse y hacer ejercicio regularmente.

6. Dificultad para aceptar el diagnóstico: Aceptar que uno tiene una enfermedad crónica es un proceso emocionalmente desgastante. Al principio, pasé por varias etapas:

- Negación: Pensé que tal vez había un error en los resultados.
- Ira: Me frustraba conmigo mismo y con la situación.
- Negociación: Intenté buscar soluciones rápidas, deseando que el diagnóstico no fuera real.
- Depresión: La realidad del diagnóstico me llevó a una tristeza profunda.
- Aceptación: Finalmente, comencé a adaptarme a mi nueva vida con diabetes.

Desafíos Físicos
Además de los desafíos mentales, hay muchos aspectos físicos que también se deben manejar a diario.

1. Cambios en la energía: La diabetes afecta los niveles de energía. Como mencioné antes, cuando mi azúcar está alta, me siento muy cansado y me cuesta concentrarme. A veces, la fatiga puede ser abrumadora.

2. Complicaciones físicas: El riesgo de complicaciones físicas, como problemas cardiovasculares, insuficiencia renal y neuropatía, es una preocupación constante. Para evitar estas complicaciones, he aprendido a manejar mi dieta, hacer ejercicio regularmente y seguir un control riguroso de mi glucosa.

3. Dependencia del tratamiento: La adherencia al tratamiento es crucial para mantener el control. Como médico y paciente, he aprendido que la consistencia es clave para evitar picos y caídas en mis niveles de glucosa. No se trata solo de tomar una pastilla cuando uno se siente mal, sino de mantener un régimen diario constante.

Relación de estos Desafíos con los de mis Pacientes

He notado que muchos de los desafíos mentales y físicos que enfrento como diabético también los enfrentan mis pacientes. La diferencia está en que, como médico, tengo el conocimiento técnico y las herramientas para gestionar mejor mi enfermedad, pero eso no me exime de las dificultades que conlleva.

Muchos de mis pacientes sienten ansiedad por los picos de glucosa, o se desalientan cuando no ven mejorías inmediatas. Como mencioné, a menudo caen en la falsa creencia de que, si se sienten bien, no necesitan seguir el tratamiento, cuando en realidad es el tratamiento el que les hace sentir bien. Una característica importante de esta enfermedad es la ausencia de síntomas, tanto al inicio como durante el desarrollo de la misma durante años, a pesar de tener un mal control y valores altos de azúcar los pacientes no sienten nada y por eso asumen que tienen en control la enfermedad, la desagradable sorpresa es cuando se miden los valores o cuando emergen las lesiones en órganos blancos que muchas veces por lo avanzado pueden ser irreversibles, neuropatía diabética, pie diabético, retinopatías, lesiones cardiovasculares serias etc.

Mi experiencia personal me ha permitido empatizar con ellos y ofrecerles mejores herramientas para el manejo de la diabetes, no solo desde una perspectiva médica, sino también emocional.

Herramientas y Estrategias que He Aprendido

A lo largo del tiempo, he implementado diversas estrategias que me han ayudado a sobrellevar la diabetes de una manera más efectiva:

1. Monitoreo constante: He aprendido la importancia de monitorear mis niveles de glucosa en sangre varias veces al día si es necesario o considero que los medicamentos no me hacen sentir mejor, como lo explique anteriormente ya reconozco mi cuerpo y mente cuando no está bien y ese no estar bien lo he asociado con niveles de azúcar altos o bajos entonces esto me permite hacer ajustes en mi dieta y medicación.

2. Planificación de comidas: He desarrollado una rutina de alimentación que me ayuda a mantener mis niveles de glucosa estables. Siempre llevo snacks saludables y medicación de emergencia, tanto en casa como en el

trabajo. Se que el tema de la dieta es complicado, ni yo como médico logro comprender en su totalidad las cantidades de cada alimento cuando están expresadas en gramos, los libros de dietética o nutrición nos hablan de ejemplos de platos para el diabético que muchas veces incluye alimentos que no usamos o conocemos en nuestro lugar de residencia, por lo tanto el reto ha sido identificar que alimentos (proteína, carbohidrato, grasas, vegetales, legumbres y frutas) tengo al alcance no solo en disponibilidad en los mercados o supermercados sino en cuanto al tema económico. En nuestros países latinos la alimentación descansa principalmente en "semillas" (frijol, arroz, maíz, trigo) siempre nuestro plato de comida independientemente de que sea un desayuno, un almuerzo o una cena tendrá estos componentes como mayoritarios. Pondré una imagen que explica como eso como imagen como debería estar compuesto el plato del diabético con la regla ½ (Vegetales o hierbas) +1/4 (Semilla, frijol o arroz) +1/4 (Proteína cárnica principalmente pescado, aves o res) = 100 %. Lo anterior lo resumo asi: El diabético de comer poco en cada tiempo con esta regla ½+1/4+1/4 y puede hacer una pequeña refacción entre comida y comida (una galletita soda con una pinceladita de jalea, miel, margarina + 1 vaso de agua pura o fresco natural sin azúcar, o bien combinar con una fruta). Mi recomendación es eliminar la cena tradicional, dependiendo del país en que vivas, la comida principal puede cambiar, en la mayoría de los países latinos el almuerzo es generalmente abundante o el más fuerte, en lugares del norte de América latina suele ser la cena, lo mejor y mas recomendable sobre todo para el diabético es eliminar gradualmente la cena, sustituirla por ensalada, refrescos naturales, tes o frutas. Aléjate de los carbohidratos (frijoles, arroz, pan, tortillas) principalmente en la noche antes de acostarte. NO olvidemos la clave en cuanto al tema de dieta esta en la cantidad más que en la calidad.

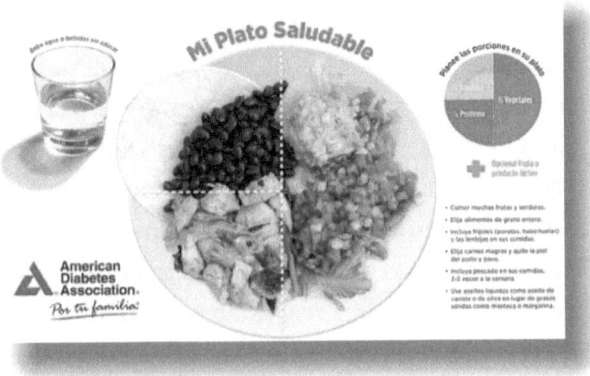

3. Ejercicio regular: Incorporar el ejercicio en mi rutina diaria ha sido fundamental para el control de la diabetes. Es difícil si no estas acostumbrado a levantarte temprano antes de tu jornada de trabajo a caminar, salir en bicicleta o trotar por tu colonia o barrio o un área verde segura, pero vale la pena te lo puedo asegurar, todo principio cuesta, pero finalmente la recompensa es grande no solo en los valores de azúcar, sino en tu rendimiento y energía vital en el resto del dia y la semana. La primera semana que lo hagas tendrás el efecto contario, te sentirás más cansado, sin embargo, rompiendo la barrera de la primera semana notaras el cambio, al hacerlo se genera una hormona que se llama endorfina que hace sentir tu cerebro y tu cuerpo muy bien, para botar estrés y ansiedad esta técnica es de las mejores.

4. Apoyo familiar: El apoyo de mi familia, especialmente de mi esposa, ha sido clave. Ella me ayuda a recordar tomar mis medicamentos y a planificar nuestras comidas familiares de manera adecuada, su monitoreo y supervisión de que hago que no hago es importante para evitar que me relaje y baje la guardia, si tú tienes alguien que pueda apoyarte en este aspecto no te molestes con ello al contrario aprovéchalo para tener un control externo de tu cambio de modo de vida. Este apoyo familiar es importante no solo para el apego al tratamiento, sino también para entenderte en esos cambios de humor o estado de ánimo que sufrimos los diabéticos por la modulación del azúcar, te dejaran solo si quieres estar solo o te acompañaran si quieres alguien con quien estar a tu lado, no te aísles eso no es sano.

5. Educación continua: Mantenerme informado sobre las últimas investigaciones y avances en el tratamiento de la diabetes me ha permitido mejorar constantemente mi manejo de la enfermedad. En este tema debemos ser cuidadosos de que escuchamos, que vemos o que leemos en la era del internet hay muchas informaciones que son falsas, no tienen una base científica por lo que debemos tener precaución de cuales tomar u cuales desechar por falta de sustento. Mas adelante incluyo un capitulo sobre medicamentos naturales que si tienen una evidencia científica que pueden apoyar la reducción de los niveles de azúcar en tu sangre.

En resumen, vivir con diabetes es un desafío diario, pero con las herramientas adecuadas y un enfoque disciplinado, es posible llevar una vida plena y saludable.

La Ciencia y la Vida Real

En mis más de 38 años como médico e investigador en salud, he aprendido que la medicina no es una ciencia exacta. No me malinterpreten: sé que los descubrimientos científicos y las bases médicas sólidas tienen un valor inmenso en la solución de los principales problemas de salud. La medicina basada en evidencia es el pilar de nuestro trabajo diario. Sin embargo, la realidad es que cada paciente, incluso con la misma enfermedad, reacciona de manera diferente, y lo que puede ser efectivo para uno, puede no serlo para otro. Esta variabilidad es lo que convierte al médico en algo más que un aplicador de tratamientos; debe ser un observador atento y sensible a las particularidades de cada persona.

Un medicamento puede ser efectivo para la mayoría de los pacientes, pero nunca será 100% exitoso para todos. Aquí es donde el médico debe combinar su conocimiento con una habilidad clave: la observación personalizada y detallada de cada caso. Las decisiones no deben basarse solo en los resultados de laboratorio o imágenes diagnósticas, sino en la interacción humana y la comprensión del contexto individual del paciente. Como nos decía un antiguo maestro: "Ustedes no tratan resultados de laboratorio; ustedes tratan personas que son pacientes." Esta frase sigue guiando mi práctica diaria.

La historia clínica del paciente, el examen físico minucioso y la interpretación adecuada de las pruebas diagnósticas son fundamentales para comprender la realidad de cada individuo. Es en este punto donde la medicina se distancia de las ciencias exactas y se convierte en un arte que requiere atención, paciencia y la capacidad de adaptarse a las necesidades y respuestas de cada paciente.

El manejo práctico de la diabetes

La diabetes es un excelente ejemplo de cómo el conocimiento científico y la realidad de vivir con una enfermedad pueden parecer mundos diferentes. A lo largo de mi carrera, he aprendido varias lecciones sobre el manejo práctico de esta enfermedad que reflejan esta desconexión.

a) El paciente diabético no ha comprendido en su totalidad que su enfermedad no se cura.

Una de las principales barreras en el tratamiento de la diabetes es la falta de comprensión por parte del paciente de que la diabetes es una enfermedad crónica. Los pacientes a menudo acuden con la expectativa de que la medicación o los cambios en el estilo de vida curarán su condición, lo que lleva a la frustración cuando descubren que el tratamiento es más bien un proceso continuo de control y no de curación. Es fundamental que el médico dedique tiempo a explicar esta realidad desde el principio para establecer expectativas realistas y fomentar la adherencia al tratamiento. Hasta el momento final de escribir este libro no hay aún una cura para la diabetes, los esfuerzos actuales están enfocados únicamente el control eficiente de la misma para alcanzar el mayor bienestar posible.

b) El paciente diabético considera que el medicamento resolverá todo o la mayor parte de los buenos resultados que se obtengan.

Muchos pacientes creen erróneamente que el simple hecho de tomar la medicación garantizará un buen control de su enfermedad. Esta percepción minimiza el papel crucial que juegan otros factores como la dieta, el ejercicio y la auto monitorización de los niveles de glucosa. El médico debe trabajar para educar al paciente sobre la naturaleza multifactorial del tratamiento y aclarar que el éxito en el control de la diabetes depende de una combinación de esfuerzos, no solo del medicamento.

c) Al no tener síntomas tempranos de deterioro, el paciente considera que está sano o está bien.

La diabetes es conocida como una enfermedad "silenciosa" porque sus efectos dañinos no son inmediatamente visibles o percibidos por el paciente. Esta ausencia de síntomas tempranos a menudo lleva al paciente a subestimar la gravedad de la enfermedad y, en consecuencia, a relajarse en cuanto al cumplimiento del tratamiento. La labor del médico es hacer entender al paciente que, aunque no se sienta mal, el daño interno continúa si no se toman las medidas adecuadas.

d) Mientras el paciente pueda seguir con su rutina normal, no considerará que necesita tener un buen control.

El paciente diabético suele asociar la necesidad de tratamiento solo con la interrupción de su vida diaria.

Mientras pueda seguir con su rutina habitual, a menudo no ve la necesidad de seguir estrictamente su tratamiento. Aquí es donde el médico debe insistir en que la rutina y la "normalidad" pueden ser engañosas, ya que el daño puede estar ocurriendo internamente sin causar síntomas inmediatos. La educación es clave para que el paciente entienda que un buen control es necesario, incluso si su vida cotidiana no parece afectada.

e) Al no tener buenos resultados con la medicación química tradicional, el paciente siempre seguirá consejos de vecinos, familiares o amigos para el uso de terapias alternativas.

Es común que, ante la falta de resultados visibles con los tratamientos convencionales, los pacientes recurran a consejos de conocidos o a terapias alternativas como la fitoterapia o la homeopatía por mencionar algunas. El problema radica en que muchos pacientes sustituyen el tratamiento médico por estas alternativas, lo que puede poner en riesgo su salud. Como médicos, debemos ser sensibles a estas inquietudes, pero también debemos educar al paciente sobre la importancia de no abandonar el tratamiento prescrito. Es posible integrar algunas terapias alternativas siempre que no sustituyan los tratamientos médicos basados en la evidencia.

f) Como médico sé que, si en las primeras consultas no logro tener éxito en el control de los niveles de azúcar en sangre de mi paciente, lo perderé muy luego.

El éxito temprano en el control de la glucosa en sangre es crucial para mantener la confianza del paciente en el tratamiento y en el médico. Si los resultados no son visibles o satisfactorios en las primeras consultas, existe una alta probabilidad de que el paciente pierda la motivación y abandone el tratamiento o busque soluciones alternativas. Por ello, es vital que el médico ajuste el tratamiento con rapidez y haga un seguimiento cercano en las primeras etapas para evitar esta pérdida de confianza.

g) Hay desconocimiento, ignorancia o pánico sobre el uso de insulina en el tratamiento de la diabetes.

La insulina es una herramienta crucial en el tratamiento de la diabetes, pero su uso genera miedo y resistencia en muchos pacientes. A menudo, los pacientes ven la insulina como un último recurso o un signo de fracaso en el manejo de su enfermedad. Este temor puede estar basado en mitos, falta de conocimiento o experiencias negativas de otros. Es necesario que el médico aborde este miedo con paciencia, explicando claramente que la insulina no es una señal de fracaso, sino una parte esencial del tratamiento cuando otros métodos no son suficientes. Educar al paciente sobre la insulina y sus beneficios es fundamental para mejorar la adherencia al tratamiento.

Este capítulo finaliza abordando la diferencia crucial entre el conocimiento médico y la vida real de los pacientes. Como médicos, debemos ser conscientes de que nuestras intervenciones no siempre se ajustarán perfectamente a las expectativas del paciente. La clave está en la comunicación efectiva, la educación continua y la adaptación del tratamiento a las necesidades y realidades individuales de cada paciente. La medicina, aunque basada en ciencia, es un arte en la práctica, y este arte radica en entender y atender las particularidades de cada persona con empatía y precisión.

Medicina Alternativa y/o complementaria:

Antes de desarrollar este capítulo me gustaria contarles como mi interés en la medicina alternativa y/o complementaria nació.

Pasada la mitad de la década de los años 80´s mi primer trabajo como médico el cual fue directamente en el campo en comunidades pobres, marginadas y lejanas de las grandes ciudades, su tecnología, servicios y acceso a oportunidades de desarrollo eran escasas o limitadas. Al enfrentarme a las principales patologías que en ese momento eran infecciosas tanto en niños como en mujeres y ancianos, observaba que el arsenal terapéutico que disponía era limitado y escaso, al preguntar que tomaban los pacientes o que había hecho las madres o responsables para intentar curar a sus familiares, siempre salían el tema de las plantas medicinales, obviamente sabía que muchas culturas ancestrales habían sobrevivido por miles de años a base de este tipo de medicina que en su momento para mi era considerada mítica, empírica y para pobres la veía más que algo efectivo con base científica como un consuelo o un efecto placebo.

Poco a poco fue conociendo mas y mas plantas, por lo que mi interés comenzó a crecer buscando más información de otras fuentes verbales o de colegas que ya habían avanzado en busque da de información médica acerca de las mismas, la universidad estatal de mi país y la facultad de medicina recuerdo hicieron un aporte muy importante con la creación de un libro que recolectaba la mayoría de plantas comunes en mi país para tratar muchas enfermedades, pero lo valioso de ese libro era que habían realizado una investigación de los principios activos de cada planta en búsqueda de la parte química de sus efectos curativos. Esto abrió más mi interés y búsqueda de más evidencia científica.

La otra razón es que con los años de ejercicio profesional como médico siempre tenía pacientes a los que después de agotar las opciones farmacológicas diversas o existentes en los mercados farmacéuticos ya no quedaba nada más que hacer, mas que entrar en el campo de la experimentación y combinación de tratamientos empíricos, aunque siempre en el campo farmacológico convencional. 10 años más tarde llegue a laborar como medico de personal de uno de los laboratorios farmacéuticos mas importantes de nuestro país y recuerdo que el gerente de recursos humanos el primer dia que llegue a laborar me dijo, Doctor ud, puede usar en nuestro personal toda la linea de nuestros productos químicos, sin embargo si hay algún caso que esta linea se agote, también puede usar la linea de productos homeopáticos que traemos de Alemania, me llamó la atención y me proporcionaron un vademécum y después asistir a cursos con expertos en esta línea lo cual terminó de consolidar mi aceptación y comprobación de la efectividad de los mismos en los casos especiales de mis pacientes.

Introducción Conceptual y Metodológica

La medicina alternativa y complementaria ha avanzado significativamente en las últimas décadas, especialmente en el contexto del tratamiento de enfermedades crónicas y no transmisibles como la diabetes. Es crucial destacar que estas intervenciones no deben considerarse como un reemplazo de la medicina convencional, sino como un complemento. La clave es personalizar cada intervención de acuerdo con las necesidades individuales del paciente y su respuesta terapéutica incluso si todos ellos tienen la misma enfermedad.

Hoy en día, las escuelas de medicina están reconociendo la importancia de la medicina alternativa y complementaria, y la han integrado en sus programas de formación. Este reconocimiento se debe a la creciente evidencia de que estas prácticas pueden ofrecer beneficios adicionales en la atención integral del paciente. Además, la publicación de estudios clínicos y de laboratorio en revistas científicas sobre el uso de terapias alternativas, incluyendo plantas medicinales, medicamentos homeopáticos y biorreguladoras, respalda su aplicación en el manejo de enfermedades no transmisibles, como la diabetes.

Intervenciones de Medicina Alternativa y/o Complementaria con Respaldo Científico

Existen ya muchos estudios de investigación científica sobre el uso de medicina alternativa y/o complementaria en la actualidad, por ejemplo, en una búsqueda rápida en el buscador especializado de goolge. académico encuentro el día de hoy que escribo esta pagina con las siguientes palabras claves de búsqueda:

- medicina alternativa y/o complementaria para tratar diabetes 20,600 estudios.
- fitoterapia y diabetes mellitus 20,800 estudios
- Homeopatía y diabetes mellitus 3,400 estudios

Comparto con Uds. este resumen de un articulo de la revista científica SCIELO [1] "Uso de plantas medicinales y fitoterápicos en pacientes con Diabetes Mellitus tipo 2.":
"Un gran número de especies vegetales son utilizados con fines medicinales para tratar diferentes patologías y entre ellas la diabetes que en el 2015 presentaba la mayor carga económica a los países de América Latina y el Caribe. A su vez, para la OMS, el uso de las plantas medicinales

---

[1] Patricia Acosta-Recalde, Zully Vera Gladys, Morínigo Macarena, Maidana Gladys Mabel, Samaniego Lourdes. Uso de plantas medicinales y fitoterápicos en pacientes con Diabetes Mellitus tipo 2. Mem. Inst. Investigando. Ciencia. Salud [Internet]. Agosto de 2018 [consultado el 15 de septiembre de 2024]; 16(2): 6-11. Disponible en: http://scielo.iics.una.py/scielo.php?script=sci_arttext&pid=S1812-95282018000200006&lng=en. https://doi.org/10.18004/mem.iics/1812-9528/2018.016(02)06-011

constituye una terapia más natural, más inocua, efectiva, de un costo racional y asequible a las poblaciones, por ende, para establecer su uso seguro es necesaria su correcta identificación. El objetivo del estudio fue describir las plantas medicinales y fitoterápicos empleadas por pacientes con diabetes mellitus tipo 2, para lo cual se realizó un estudio descriptivo de corte transverso, que incluyó a 41 pacientes registrados en el Programa Nacional de Diabetes por consulta regular en enero del 2015. Más de la mitad de la población manifestó consumir algún tipo de planta medicinal para el tratamiento de la diabetes mellitus tipo 2. Las plantas medicinales mayormente utilizadas mencionadas por los pacientes fueron: Jaguareté po (Jungia floribunda Less.), Ajenjo (Artemisia absinthium L.), Moringa (Moringa oleífera L.), e Insulina (Cissus verticillata (L.) Nicolson & C. E. Jarvis). El número promedio de plantas consumidas por paciente fue 3".

Cinnamon (Cinnamomum verum o Cinnamomum cassia)

Descripción: La canela ha sido estudiada por su potencial efecto en la regulación de la glucosa en sangre.

Respaldo Científico: Varios estudios han demostrado que la canela puede mejorar la sensibilidad a la insulina y reducir los niveles de glucosa en sangre. Un estudio publicado en Diabetes Care encontró que la canela puede reducir los niveles de glucosa en sangre en ayunas en pacientes con diabetes tipo 2 (Ranilla et al., 2009).

Referencia: Ranilla, M. B., et al. (2009). Cinnamon extract improves insulin sensitivity and glucose control in type 2 diabetes. Diabetes Care, 32(3), 511-518.

Cúrcuma (Curcuma longa)

Descripción: La cúrcuma contiene curcumina, un compuesto con propiedades antiinflamatorias y antioxidantes.

Respaldo Científico: La curcumina ha mostrado efectos beneficiosos en la reducción de la inflamación y mejora de la función endotelial, lo que puede ser relevante en la diabetes. Un estudio en Journal of Clinical Endocrinology & Metabolism mostró que la curcumina puede ayudar a mejorar el control glucémico en pacientes con diabetes tipo 2 (Cunningham et al., 2015).

Referencia: Cunningham, R., et al. (2015). Curcumin and diabetes: a systematic review. Journal of Clinical Endocrinology & Metabolism, 100(1), 123-135.

Ginseng (Panax ginseng)

Descripción: El ginseng se ha utilizado tradicionalmente para mejorar la resistencia al estrés y la función metabólica.

Respaldo Científico: Los estudios han mostrado que el ginseng puede mejorar la sensibilidad a la insulina y reducir los niveles de glucosa en sangre. Un estudio en The American Journal of Clinical Nutrition encontró que el ginseng puede tener efectos positivos en el control de la glucosa en pacientes con diabetes tipo 2 (Reay et al., 2005).

Referencia: Reay, J. L., et al. (2005). Ginseng supplementation improves glucose control and insulin sensitivity in patients with type 2 diabetes. The American Journal of Clinical Nutrition, 82(2), 283-289.

Ácido Alfa-Lipoico

Descripción: El ácido alfa-lipoico es un antioxidante que se encuentra en alimentos y suplementos.

Respaldo Científico: Se ha demostrado que el ácido alfa-lipoico mejora la sensibilidad a la insulina y reduce la neuropatía diabética. Un estudio en Diabetes Research and Clinical Practice reveló que el ácido alfa-lipoico puede tener un efecto positivo en la neuropatía periférica en pacientes diabéticos (Ziegler et al., 1999).

Referencia: Ziegler, D., et al. (1999). Alpha-lipoic acid in the treatment of diabetic polyneuropathy: a 6-month, randomized, double-blind, placebo-controlled trial. Diabetes Research and Clinical Practice, 44(2), 125-134.

Berberina

Descripción: La berberina es un compuesto bioactivo presente en varias plantas, conocido por sus propiedades hipoglucemiantes.

Respaldo Científico: La berberina ha mostrado efectos prometedores en la reducción de los niveles de glucosa y la mejora del perfil lipídico en pacientes con diabetes tipo 2. Un meta-análisis publicado en Metabolism encontró que la berberina puede ser tan efectiva como algunos medicamentos convencionales para la diabetes (Zhou et al., 2014).

Referencia: Zhou, J., et al. (2014). Berberine in the treatment of type 2 diabetes mellitus: a systematic review and meta-analysis. Metabolism, 63(7), 998-1005.

Estas intervenciones de medicina alternativa y complementaria han sido objeto de diversos estudios clínicos y experimentales, que proporcionan un respaldo científico para su uso en el manejo de la diabetes y otras enfermedades crónicas. Aunque estas terapias pueden ofrecer beneficios adicionales, es importante que se utilicen en combinación con tratamientos convencionales y bajo la supervisión de un profesional de salud para asegurar la seguridad y eficacia del enfoque terapéutico global.

Es importante mencionar aquí que este tipo de intervenciones son una alternativa más como su nombre lo indica o bien un complemento, no un sustituto de terapias químicas ya comprobadas recientemente.

En mi caso como experiencia personal puedo compartir que utilizar plantas o tratamiento Fito terapéuticos me han ayudado en 2 aspectos fundamentales:

a) Reducción de la dosis química que tomo regularmente siempre y cuando los use combinados con los medicamentos regulares prescritos.
b) Mejores resultados de los controles de azúcar en sangre principalmente con el uso de Cyamopsis Teranogonolobo.

Mi experiencia con el uso de esta planta que solo crece en la india, surgió al estar cansado y con un poco de pesadez en mi hígado de tomar todos los dias después del desayuno 6 pastillas diarias, para azúcar, para la presión arterial, para el colesterol y los triglicéridos para mejorar la circulación. Le dije un dia a mi esposa, no puedo creer que la medicina me ha condenado a vivir el resto de mis dias tomando tanta pastilla, debe haber algo con principio natural que pueda ayudarme a liberarme de esta carga para mi organismo.

Comencé la búsqueda en sititos especializados en internet, se hacerlo donde y como buscar, toda mi vida me he dedicado a la investigación en Salud Pública y Epidemiología, esto me llevo a encontrar muchas plantas ya documentadas, pero una en particular me llamo la atención por el múltiple respaldo de investigaciones que tenia al respecto, como lo indique arriba es una planta que solo cree en la india, comencé a buscar si la teníamos en mi país y para mi agradable sorpresa si, compre un poco y una mañana le dije a mi esposa, ya no me des ninguna pastilla, voy a probar esta planta, la tomé como indican los protocolos, me fui a mi oficina en la universidad y a las 2 horas después del desayuno y de haber tomado la misma sin tomar los medicamentos químicos tradicionales me asombre al ver mis resultados de azúcar, eran mejores que tomando solo las pastillas. He continuado con esta practica con buenos resultados usándola como un complemento, sin descuidar los otros pilares del buen control de la diabetes que hemos desarrollado en esta revisión.

El Poder del Apoyo

Importancia de la familia, amigos, y la comunidad en el manejo de la diabetes.

La diabetes es una enfermedad crónica que requiere un manejo integral y continuo. A menudo, los pacientes se enfrentan a desafíos no solo durante sus visitas al médico, sino también en su vida diaria. Por esta razón, es fundamental construir un equipo de trabajo familiar que apoye al paciente en la implementación de cambios en su estilo de vida.

Importancia del Equipo Familiar

Apoyo Emocional

El apoyo emocional que ofrece la familia es crucial. En momentos de dificultad, contar con un entorno comprensivo y tolerante puede marcar la diferencia en la adherencia al tratamiento. La diabetes puede generar ansiedad y estrés, y el respaldo familiar ayuda a los pacientes a sentirse más seguros y motivados.

Educación y Conciencia

Un equipo familiar bien informado puede contribuir significativamente a la educación del paciente sobre su condición. Al entender mejor la diabetes, los miembros de la familia pueden ayudar a implementar hábitos saludables, como una dieta adecuada y la incorporación de ejercicio regular.

Beneficios de la Asistencia Continua

Implementación del Tratamiento

La asistencia durante el día a día facilita la adherencia al tratamiento médico. Esto incluye no solo la toma de medicamentos, sino también el seguimiento de una dieta equilibrada y la realización de actividad física. Un equipo familiar puede establecer rutinas que integren estos aspectos en la vida cotidiana del paciente.

Estilo de Vida Saludable

Un entorno familiar que fomente hábitos saludables puede facilitar cambios duraderos. Por ejemplo, cocinar juntos y seleccionar alimentos saludables puede hacer que el paciente se sienta más comprometido con su tratamiento.

Además, practicar actividades recreativas al aire libre y las físicas en grupo puede ser motivador y divertido.

Manejo del Estrés

La diabetes puede estar relacionada con altos niveles de estrés. Un equipo familiar puede ayudar a identificar y manejar las fuentes de estrés, promoviendo técnicas de relajación y estrategias para afrontar situaciones difíciles. La comunicación abierta y el apoyo emocional son clave en este proceso, la motivación a incorporarse a club de diabéticos o grupos de oración de la iglesia es positivo y contribuye a mejores resultados de control.

Comprensión y Tolerancia de la Variabilidad de Carácter

Cada paciente es único y puede experimentar variaciones en su estado de ánimo y comportamiento. La familia juega un papel fundamental en la comprensión de estas fluctuaciones. Fomentar un ambiente de tolerancia y empatía permitirá que el paciente se sienta comprendido y aceptado, lo que puede mejorar su bienestar general, en estas fluctuaciones es importante que la familia detecte los cambios que pueden ser repentinos y aprenda cuando acompañar y cuando dejar solo al paciente para que el resuelva.

Construir un equipo de trabajo familiar en el manejo de la diabetes es esencial para el éxito del tratamiento. El apoyo emocional, la educación, la implementación de un estilo de vida saludable y la comprensión de las variaciones emocionales son pilares fundamentales que pueden transformar la experiencia del paciente. Al involucrar a la familia en este proceso, se promueve no solo la adherencia al tratamiento, sino también una mejor calidad de vida para el paciente diabético.

Historias inspiradoras de apoyo mutuo entre médico y paciente.

1. La Historia de Ana y su Médico

Ana, una mujer de 50 años diagnosticada con diabetes tipo 2, se sentía abrumada por la cantidad de cambios que necesitaba hacer en su vida. Durante una consulta, su médico, el Dr. Pérez, notó su desánimo y decidió ir más allá de la típica revisión médica.

El Dr. Pérez se tomó el tiempo para escuchar las preocupaciones de Ana y juntos establecieron metas pequeñas y alcanzables. Además, él la animó a unirse a un grupo de apoyo local. Con el tiempo, Ana no solo mejoró su control de la glucosa, sino que también encontró una comunidad que la motivaba. La relación cercana y empática con su médico fue fundamental en su transformación.

2. El Viaje de Luis

Luis, un joven diagnosticado con diabetes tipo 1, luchaba con la adherencia a su tratamiento. Su endocrinóloga, la Dra. Martínez, notó que su desinterés provenía de la falta de comprensión sobre su enfermedad. Decidió involucrarlo en su propio tratamiento.

La Dra. Martínez le pidió que se convirtiera en su propio "experto" en diabetes, investigando y presentando lo que aprendió en sus citas. Esta estrategia empoderó a Luis, quien se sintió más en control de su salud. A medida que adquiría conocimiento, su actitud cambiaba y comenzó a adherirse a su plan de tratamiento, convirtiéndose en un defensor de su propia salud.

3. La Relación de Clara y el Dr. Gómez

Clara, una paciente mayor, había tenido una relación larga y complicada con su diabetes. El Dr. Gómez, su médico de cabecera, no solo se enfocó en sus niveles de azúcar, sino también en su bienestar emocional.

Al darse cuenta de que Clara se sentía sola, organizó visitas regulares y se interesó por su vida fuera de la consulta. Con el tiempo, Clara comenzó a abrirse sobre sus temores y, gracias al apoyo constante del Dr. Gómez, pudo adoptar un estilo de vida más saludable. La conexión emocional que establecieron hizo que Clara se sintiera más motivada y confiada en su manejo de la enfermedad.

4. La Historia de Jorge y el Equipo Multidisciplinario

Jorge, un paciente con diabetes y problemas cardiovasculares, se benefició enormemente de un enfoque multidisciplinario. Su médico principal, la Dra. Ruiz, coordinó un equipo que incluía un nutricionista y un psicólogo.

Este equipo no solo se centró en la diabetes, sino también en el bienestar general de Jorge. La Dra. Ruiz se aseguraba de que todos estuvieran en la misma página, fomentando una comunicación abierta. Gracias a este apoyo integral, Jorge logró mejorar su salud y se sintió respaldado en cada paso del camino.

Estas historias muestran cómo el apoyo mutuo entre médicos y pacientes puede transformar la experiencia de vivir con una enfermedad crónica. La empatía, la comunicación y la colaboración son herramientas poderosas que pueden llevar a resultados positivos y duraderos.

Reflexiones y Consejos Finales

En mi experiencia como médico, una de las lecciones más valiosas que he aprendido es que cada paciente es más que un diagnóstico. Detrás de cada enfermedad, como la diabetes, hay una persona con sentimientos, emociones, dudas y miedos. Estos pacientes llegan a la consulta no solo con la expectativa de recibir un tratamiento adecuado, sino también con la esperanza de ser escuchados, apoyados y guiados en un proceso que puede ser largo y desafiante.

Es fundamental recordar la importancia de la paciencia y la entrega total en cada consulta. Aunque en muchos casos el diagnóstico puede parecer obvio o rutinario, no puedo permitirme caer en la tentación de abordar la situación de manera mecánica. Cada paciente es único, y así debe ser tratado. Promover un buen "rapport" desde el inicio de la consulta es clave. Desde el momento en que el paciente entra a la consulta, es esencial crear un ambiente propicio para que baje su guardia y se sienta en confianza. Hablar de temas generales antes de abordar su problema específico puede ser una buena manera de establecer esa conexión y hacerle sentir que está en buenas manos.

Otro aspecto fundamental es comprender cómo el paciente percibe su enfermedad. En el caso de la diabetes, una enfermedad crónica que requiere un manejo integral, es crucial indagar no solo en los aspectos médicos, sino también en los emocionales y conductuales. Preguntas como: ¿Cómo se siente el paciente con su diagnóstico? ¿Qué sabe sobre su condición? ¿Qué esfuerzos ha hecho para cambiar su estilo de vida? Explorar estas áreas permite ofrecer un tratamiento más ajustado a sus necesidades y expectativas, brindándole mayor comprensión y empoderamiento para manejar su propia salud.

Consejos para otros médicos

Uno de los consejos más importantes que puedo ofrecer a mis colegas médicos es recordar siempre el código deontológico. Es fundamental mantener la ética en todo momento, incluso cuando no estemos de acuerdo con el manejo anterior del paciente. Si detectamos algo que no nos parece adecuado, no debemos desacreditar al colega ni evidenciar el "error" o desacuerdo clínico si lo hubiera directamente ante el paciente. Esto puede minar la confianza del paciente en la profesión médica en general. En cambio, debemos buscar redirigir el tratamiento de manera sutil y empática, sin perder el respeto hacia los demás profesionales.

Adicionalmente, es clave mantenerse actualizado. La medicina está en constante evolución, y lo que hoy es un tratamiento de primera línea puede cambiar con nuevos estudios. La formación continua es parte esencial de nuestro deber como médicos. En enfermedades crónicas como la diabetes, donde el manejo depende tanto del tratamiento farmacológico como de las modificaciones en el estilo de vida, es necesario estar al tanto de nuevas terapias y enfoques que puedan mejorar la calidad de vida del paciente.

Mis consejos para personas que viven con diabetes

Para los pacientes que viven con diabetes, mi consejo es que no vean su diagnóstico como un castigo, mala suerte, destino o una sentencia de muerte, no lo es, véanlo como un llamado a tomar control de su salud. La diabetes es una enfermedad crónica, pero con el manejo adecuado, es posible llevar una vida plena y saludable. Es importante que comprendan que el tratamiento no solo depende de la medicación. La alimentación, la actividad física y el monitoreo constante de los niveles de glucosa son componentes esenciales para evitar complicaciones. Recuerden lo que he presentado en este libro de los 4 pilares para poder tener éxito en el control del azúcar en sangre, la Diabetes:

a) Dieta cantidad y calidad
b) Ejercicio físico
c) Manejo del estrés y la ansiedad
d) Cumplimiento del farmacológico (químico y natural)

No olvidando que el común denominador en estos 4 pilares, es el control (medico y de valores de azúcar periódico) para saber si vamos bien o hay algo que corregir.

Los animo a no olvidar a lo que yo he llamado; la **"Ley del todo o nada"** en este dulce caminar de la vida que nos ha tocado.

Por último, agrego que es normal sentirse abrumado al principio, pero no están solos en este proceso. Existen recursos, profesionales de la salud y redes de apoyo que están ahí para ayudarles. No duden en hacer preguntas y en buscar información sobre su enfermedad en fuentes confiables, serias y científicamente validadas. Ser un paciente informado es clave para tomar decisiones acertadas sobre su propio cuidado.

La perseverancia es fundamental. Habrá momentos en los que el control de la diabetes sea más difícil, pero no se desanimen. Cada pequeño esfuerzo cuenta, y cada paso hacia un mejor control de la glucosa en sangre es un avance significativo hacia una vida más sana.

Reflexiones Finales

El manejo de la diabetes, tanto para médicos como para pacientes, requiere un enfoque holístico. No se trata solo de una condición médica, sino de un desafío que abarca lo emocional, lo conductual y lo social. Mantener una visión integral del paciente, fomentar el autocuidado y promover la colaboración médico-paciente son elementos esenciales para lograr resultados óptimos en el manejo de esta enfermedad.

Recibir un diagnóstico de diabetes puede parecer abrumador, pero es fundamental recordar que este diagnóstico no te define ni limita tu vida. Tienes el poder de tomar el control de tu salud y marcar una diferencia significativa en tu bienestar diario. Cada paso que des, por pequeño que parezca—ya sea cuidar tu alimentación, mantenerte activo o seguir tu tratamiento—es un avance hacia una vida más plena y saludable.

No se trata de alcanzar la perfección, sino de comprometerte con el progreso y el autocuidado. Con cada esfuerzo, ya sea ajustar tu dieta, realizar actividad física regularmente o gestionar el estrés, fortaleces tanto tu cuerpo como tu mente. Cada elección que haces te acerca a una vida más satisfactoria y llena de energía. Recuerda que no estás solo en este camino; hay recursos y comunidades dispuestas a apoyarte.

Por último, aunque no menos importante es la Fe, cuando humanamente hemos agotado nuestras fuerzas y vemos que no hay nada más que hacer, y esta posición parece ser una entrega a la derrota y el final en nuestra vida, la Fe puede marcar la diferencia, tanto la fe en ti mismo de que si puedes y que lo lograrás, aunque no sea fácil, pero más aún la Fen el creador de la vida que es amor y justo y que por medio del dolor y el sufrimiento nos hace más fuertes y propositivos.

Filipenses 4:13: "Todo lo puedo en Cristo que me fortalece."

Este versículo nos recuerda que, con fe, podemos enfrentar y superar los desafíos que se nos presentan. La fortaleza viene de nuestra relación con el creador, que nos capacita para enfrentar cualquier dificultad.

Tú eres quien tiene el control de tu salud, y con determinación y perseverancia, puedes vivir una vida vibrante y activa.

¡Tu mejor versión está por delante, esperando ser descubierta y celebrada! con cada pequeño triunfo, demuestras que la diabetes es solo una parte de tu historia, no el capítulo completo.

Imagen generada en https://www.freepik.es/fotos-vectores-gratis/familia-feliz

www.ingramcontent.com/pod-product-compliance
Lightning Source LLC
Chambersburg PA
CBHW031550210526
45464CB00003B/1230